CONSEIL CENTRAL D'HYGIÈNE

ET DE

SALUBRITÉ DE LA GIRONDE

RAPPORT

SUR

LES MATIÈRES COLORANTES

DESTINÉES

à colorer artificiellement les vins

M. C. BLAREZ, RAPPORTEUR

BORDEAUX

IMPRIMERIE CENTRALE A. DE LANEFRANQUE, RUE PERMENTADE, 23-25

1883

RAPPORT

SUR LES MATIÈRES COLORANTES

Destinées à colorer artificiellement les vins.

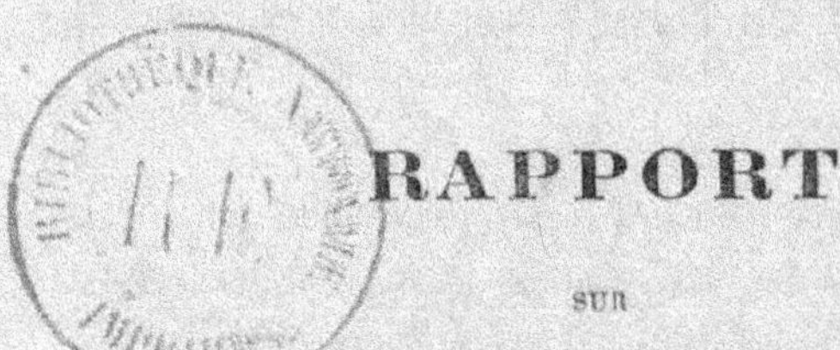

RAPPORT

SUR

Les matières colorantes destinées à colorer artificiellement les vins.

M. C. BLAREZ, RAPPORTEUR

Monsieur le Préfet,

Messieurs,

Dans la dernière séance du Conseil, l'un de nous vous fit une communication au sujet de la vente des substances colorantes destinées à colorer frauduleusement les vins. Il vous fut dit, que depuis plusieurs années déjà il se faisait un commerce illicite de ces substances. Que dans le cours de l'inspection des pharmacies, drogueries et épiceries, la Commission qui fut chargée en 1882 d'inspecter les arrondissements de Libourne, La Réole et Bazas, constata qu'un grand nombre d'épiciers et de droguistes se livraient à la vente de ces colorants, et que ces faits avaient été signalés dès cette époque dans le rapport que les membres de cette Commission remirent à M. le Préfet.

Enfin, qu'à l'heure actuelle, le mal n'avait fait qu'empirer ; que les substances vendues pouvaient être considérées comme des substances nuisibles à la santé ; que les marchands ne se gênaient plus pour prôner et vendre leurs produits ; que le commerce honnête se plaignait énergiquement ; et, qu'il n'était que temps d'attirer sérieusement l'attention de l'autorité sur ces faits.

Cette communication eut pour résultat de faire nommer une Commission composée de MM. Martin-Barbet, Robineaud et Blarez, ayant la mission d'étudier cette question, et de vous remettre aujourd'hui le rapport que j'ai l'honneur de vous présenter en son nom.

Il est difficile de préciser l'époque à laquelle on a commencé à adultérer la couleur des vins, mais il est plus facile de retrouver les traces des décrets et ordonnances concernant l'interdiction de l'emploi des substances colorantes étrangères pour être mêlées aux vins.

Dans un travail de M. de Neyremand, conseiller à la Cour de Nîmes, et ayant pour titre : « Sur l'art de frelater les vins », travail paru en 1876 dans la *Gazette des Tribunaux*, on trouve que la première ordonnance, à l'effet de réprimer la couleur artificielle des vins, a été formulée le 3 septembre 1718 par le Conseil souverain d'Alsace.

La première loi parue sur cette matière est la loi du 19 juillet 1791, aux termes de laquelle celui qui vend du vin falsifié par des mixtions nuisibles, encourt un emprisonnement qui ne peut excéder une année et une amende de 1,000 fr. au plus, l'affichage et l'insertion du jugement.

Le Code pénal de 1810 revint sur ce sujet, il établit une distinction entre la falsification par addition de substances nuisibles et la simple falsification.

Enfin, les articles du Code de 1810 relatifs aux falsifications des vins furent abrogés par la loi du 9 mars 1855, qui déclara applicables aux boissons les dispositions de la loi du 27 mars 1851. C'est cette loi qui gouverne aujourd'hui les délits de falsification des boissons.

Voici les termes de cette loi :

« Celui qui falsifie du vin destiné à être vendu, » qui vend ou met en vente du vin qu'il sait être » falsifié ou corrompu, est passible d'un emprison-

» nement de trois mois à un an et d'une amende
» qui ne peut être inférieure à 50 fr. Si la falsifi-
» cation a été opérée au moyen d'une substance
» nuisible à la santé, les peines s'élèveront à deux
» ans de prison et à 500 fr. d'amende, même dans
» le cas où la falsification nuisible serait connue de
» l'acheteur et du consommateur.

» Celui qui détient dans ses magasins, maison de
» commerce, ou dans les halles, foires ou marchés
» du vin qu'il sait être falsifié ou corrompu, encourt
» une peine de six à dix jours de prison et de 16 à
» 25 fr. d'amende. Si la falsification est nuisible,
» l'emprisonnement peut être porté à quinze jours
» et l'amende à 50 fr. »

La loi du 9 mars 1855 n'arrêta pas la faute des
vins, ni l'emploi des matières colorantes étrangères.

Au contraire, les matières colorantes dérivées de
la houille furent plus que jamais utilisées à ce genre
de falsification et la fuchsine fut employée en très
grande quantité dans ce but. Cependant les procédés
perfectionnés pour rechercher cette substance per-
mettant de la déceler avec facilité, l'industrie songea
à remplacer cette dernière par des composés voisins
qui ne présentaient pas la réaction du chlorhydrate
de rosaniline.

C'est alors que parurent des liquides colorants
divers, désignés sous les noms de *caramel, pur-*

purine, scarlatine, etc., fabriqués non pas en faisant brûler du sucre, mais bien avec de la glycose ou de la dextrine en solution, colorées avec des résidus de fabrication de fuchsine. L'analyse de ces produits était des plus difficiles, de même que leur recherche dans les vins, car on se trouvait non plus en présence des dérivés de la rosaniline, mais bien en présence d'autres bases mélangées telles que la *mauvaniline*, la *chrysotoluidine*, la *safranine*, le *brun de phénylène diamine*, etc.

C'est sur ces entrefaites que parut la circulaire de M. Dufaure, alors Ministre de la Justice et des Cultes.

Dans cette circulaire adressée aux Procureurs généraux près les Cours d'appel, en date du 18 octobre 1876, M. le Ministre commence à rappeler que l'emploi frauduleux de divers procédés, en vue de modifier la nuance des vins, donnait lieu depuis quelque temps à des réclamations très vives.

Après avoir bien délimité la signification du mot falsification en telle matière, le Ministre recommande de poursuivre les commerçants qui opèrent des falsifications ou qui détiennent dans leurs magasins des vins falsifiés, en rappelant les articles de la loi de 1851 qui régissent les falsifications.

On trouve ensuite dans cette circulaire ceci :

« Dans de nombreux journaux, articles ou bro-

» chures, la coloration artificielle des vins est
» préconisée comme un procédé parfaitement licite.
» Elle fait l'objet de prospectus et d'annonces très
» répandus. Ceux qui auront, dans un cas déter-
» miné, provoqué à une falsification de ce genre ou
» fourni les instructions d'après lesquelles elle aura
» été opérée, devront être poursuivis comme com-
» plices, par application des articles 59, 60 du Code
» pénal et 1ᵉ de la loi du 17 mai 1819; l'article 3
» de cette loi permet d'atteindre aussi les provoca-
» tions non suivies d'effet.

» Lorsque la coloration artificielle a eu lieu au
» moyen de substances pouvant présenter à un
» degré quelconque un caractère nuisible, les
» magistrats du parquet ne doivent pas manquer,
» conformément aux articles 2 et 3, paragraphe 2
» de la loi de 1851, de requérir une répression
» énergique. »

A la suite de cette circulaire et pour venir en
aide à la justice, en même temps que pour pré-
server la santé publique, le Ministre de l'Agriculture et du Commerce informait le Président de
la Chambre de Commerce de Paris qu'il venait de
s'entendre avec son collègue des Finances, lequel
déclarait avoir donné des ordres au service des
douanes, pour qu'à l'arrivée, les vins des provenances d'Italie, d'Espagne et de Portugal soient
examinés avec le plus grand soin, et pour que la

police locale soit prévenue immédiatement dans les cas où il y aurait lieu de penser que les produits auraient été colorés artificiellement.

D'après le Ministre de l'Agriculture et du Commerce, les mesures prises étaient telles qu'on pouvait espérer qu'elles auraient pour résultat d'empêcher l'introduction en France des vins sophistiqués par la coloration.

Cette circulaire et les mesures prises par le service des douanes ont-elles amené le résultat que l'on pouvait espérer ? Non, assurément, car plus que jamais on rencontre des vins de toutes provenances colorés artificiellement et plus que jamais on affiche et on vend des colorants pour vins.

L'immense propagande qui se fait pour la vente des matières colorantes propres à colorer les vins dure toute l'année, mais elle prend une recrudescence des plus vives à l'époque des vendanges. Dans le courant de l'année la vente est semi-clandestine, mais dans les mois d'août et de septembre on assiste à une véritable lutte de colorants. Les marchands savent bien, pour la plupart, être passibles de la loi, mais que leur importe, ils ne se révèlent au public que pendant deux mois, et comme ils espèrent réaliser de gros bénéfices, ils font à celui qui, dans son prospectus, introduira le plus de promesses mensongères.

La nature des colorants s'est modifiée. Aujourd'hui les vins sophistiqués par la couleur le sont principalement par l'hiéble et le sureau, ou bien par des produits dérivés de la houille et différents de la fuchsine.

Ce sont ces derniers qui constituent les différents rouges que l'on vend sous les noms de rouge de Bordeaux, rouge végétal, etc. Ces corps sont en poudre ou en solution très concentrée, ils sont principalement fabriqués à l'étranger. Pour les introduire en France il y avait quelques difficultés, car il ne fallait pas attirer l'attention sur eux ; aussi des marchands avisés ont eu l'idée ingénieuse d'étiqueter leurs produits « Poudre antiphylloxérique. » Le mot serait réussi dans une bonne comédie, mais en réalité il constitue un mensonge de plus ajouté à ceux que débitent les négociants en pareilles substances.

Ces rouges divers ne sont pas des substances chimiques pures, mais bien des mélanges compliqués, produits très complexes obtenus par des procédés divers.

Beaucoup de ces rouges sont fabriqués avec des résidus de goudrons de houille, qu'on ne peut plus utiliser pour obtenir des produits définis et capables d'être utilisés avantageusement en teinture. On traite ces produits alternativement par l'acide sulfurique concentré et par l'acide azotique fumant, de façon à avoir à la fois des produits sulfoconjugués et des produits azoïques (diazoïques dans le cas actuel). Ces produits sont aussi transformés en sels, généralement de sodium ou d'ammonium.

Il existe des ponceaux très purs qu'on désigne aussi sous le nom de rouge de Bordeaux et qui sont préparés par les procédés indiqués par MM. Meister, Lucius et Brunning. On part du naphtol β qu'on transforme en acides β naphtolsulfureux par l'acide sulfurique fumant, on sépare ensuite les deux acides isomériques ainsi formés et on les combine à la soude puis à la diazonaphtaline.

Il y a des ponceaux et des rouges de Bordeaux qui contiennent la diazoxilène.

Le premier rouge de Bordeaux, désigné aussi sous le nom de rouge végétal (en faisant sans doute allusion à l'antique origine végétale de la houille), était obtenu en faisant réagir le dérivé diazoïque de la xylidine sur le sel de soude disulfoconjugué du naphtol β.

Quoi qu'il en soit, l'analyse des différents rouges vendus actuellement sous les noms de rouge de Bordeaux, teinte Bordelaise, purprit-win ou rouge de Biebrich, rouge végétal, etc., démontre qu'ils contiennent tous :

1º Des acides sulfoconjugués dérivant des carbures de la série aromatique ou des phénols ;

2º Des produits dans lesquels les vapeurs nitreuses entrent comme principes constitutifs, ou bien dans la constitution de produits intermédiaires, enfin des produits azoïques ou diazoïques.

Les rouges en poudre sont bruns amorphes et quelquefois inodores, mais ils présentent aussi le plus souvent une odeur désagréable. Certains produits récemment livrés au commerce et qui ont le talent de verdir par l'ammoniaque, possèdent une odeur bien nette d'essence d'amandes amères, odeur due à de petites quantités de nitrobenzine formées pendant la préparation.

A l'incinération, ces poudres dégagent une odeur nauséabonde et abandonnent des cendres alcalines riches en sulfates. L'acide sulfurique ne peut être décélé directement dans le produit lui-même ; c'est là un caractère des dérivés sulfoconjugués auxquels appartient le nouveau rouge verdissant par l'ammoniaque. Nous n'avons jamais trouvé de métaux vénéneux dans ces cendres.

Dès l'apparition de ces nouvelles substances dans les vins, les analystes n'ont pu du premier coup reconnaitre la nature de ces produits. Il était peut-être difficile de se prononcer aussi sur les propriétés des liquides colorés avec ces substances, attendu qu'on ne pouvait trop dire qu'elle était leur constitution. Mais cette période transitoire n'a pas été de longue durée ; on a vite appris à analyser les vins ainsi colorés, et à retrouver ces produits et leurs analogues dans toutes les substances alimentaires susceptibles d'être colorées par eux.

Il n'a été douteux pour personne connaissant la constitution de ces corps, que leur usage prolongé ne fût nuisible à la santé. Mais sur ce point comme sur les points analogues on possède une consultation du Ministre de l'Agriculture et du Commerce au Comité consultatif d'hygiène publique de France. M. le Ministre demanda au Comité de dresser une liste des substances pouvant être employées à colorer les produits alimentaires en même temps qu'une seconde liste, indiquant le nom des substances ne pouvant, dans aucun cas, être employées dans le même but.

Ce fut M. Würtz qui fut chargé de rédiger cette double liste, qui fut approuvée par le Comité.

A la suite de cette consultation, des arrêtés préfectoraux conformes auraient dû être pris dans tous les départements.

Pour ce qui concerne le département de la Seine, l'ordonnance a paru le 8 juin 1881.

Il y est dit :

Il est expressément défendu aux confiseurs, distillateurs, épiciers et à tous marchands en général (par exemple marchands de vins), d'employer pour colorer les bonbons, pastillages, liqueurs et substances alimentaires quelconques, aucune des couleurs ci-dessous désignées.

Si de la liste nous extrayons les couleurs qui peuvent servir à la coloration artificielle des vins, nous trouvons :

Fuchsine et dérivés immédiats ;

Eosine.

Matières colorantes renfermant au nombre de leurs éléments la vapeur nitreuse.

Matières colorantes préparées à l'aide des composés diazoïques, telles que tropœlines, rouges de xylidine.

Les rouges de Bordeaux et similaires figurent donc à plusieurs titres dans cette liste de substances nuisibles, et, par conséquent, ils ne sauraient à un double titre être introduits dans le vin, substance alimentaire au premier chef.

Cette première consultation visait les substances alimentaires en général et non les vins en particulier. Pour qu'il ne puisse y avoir confusion, le Ministre du Commerce spécifia au Comité consultatif, dans plusieurs communications faites de décembre 1881 à mai 1882, le cas spécial des vins colorés artificiellement par les matières azoïques.

Ce fut encore M. Würtz qui fit le rapport répondant aux questions du Ministre.

Après avoir défini ce qu'il convenait d'entendre par corps azoïques et diazoïques et avoir parlé des tropœlines, des ponceaux appelés Bordeaux, de la rocelline et autres substances comme le purprit-win, M. Würtz dit ceci :

« Peu d'années se sont écoulées depuis la décou-
» verte des matières colorantes que l'on vient de
» mentionner et déjà leur nombre est considérable;
» il s'accroîtra de jour en jour, car le champ de ces
» découvertes est presque illimité. Qui sait? parmi
» les nouvelles matières colorantes, il s'en trouvera
» peut-être dont l'emploi paraîtra avantageux, et
» qu'on substituera à celles qui sont actuellement
» en usage, il s'en trouvera aussi dont l'action sur
» l'économie pourra être nuisible. C'est là un point
» à retenir et sur lequel tout à l'heure nous insiste-
» rons avec force.

Permettez-nous, Messieurs, d'interrompre la citation du rapport de M. Würtz, pour dire qu'en effet de nouvelles substances sont venues se substituer aux précédentes. Le rouge verdissant à l'ammoniaque est en train de détrôner le rouge de Bordeaux qui ne verdit pas par ce réactif. Or, nous avons constaté la présence de la nitrobenzine dans ce nouveau produit, et personne ne viendra dire que la nitrobenzine ne soit une substance toxique lorsqu'elle est ingérée.

Dans un autre passage de son rapport, M. Würtz dit :

« S'il n'est pas permis d'affirmer aujourd'hui que
» les matières azoïques les plus employées dans
» l'industrie, notamment celles qui font l'objet de ce
» rapport, soient des substances toxiques au sens
» propre du mot, il n'est pas possible, d'un autre
» côté, de les envisager comme inoffensives. C'est
» du moins la conclusion qu'il faut tirer d'expé-
» riences récentes entreprises sur ce sujet par
» M. le professeur Brouardel. »

M. Würtz conclut le 14 août 1882 qu'il y avait lieu d'interdire l'emploi des composés azoïques pour la coloration artificielle des vins.

Le 4 septembre 1882, dans un second rapport sur cette matière, M. Würtz faisait des conclusions analogues à l'égard du dérivé sulfoconjugué de la fuchsine.

Nous constatons avec plaisir les sages réserves de M. Würtz pour ce qui est des propriétés toxiques de ces différents produits. Mais nous ne pouvons nous empêcher de faire certains rapprochements avec la fuchsine. La fuchisne, même privée d'arsenic, est prohibée et classée parmi les substances dangereuses; ainsi, à la suite de recherches sérieuses, MM. Ritter et Feltz adoptèrent les conclusions suivantes :

« La fuchsine pure, non arsénicale, est éliminée » par les reins et par la salive; ces organes de » sécrétion sont irrités par ce passage, ce qui déter- » mine, d'une part, l'apparition d'albumine dans les » urines, et, d'autre part, le prurit de la bouche. » L'irritation des parois intestinales entraîne à sa » suite des diarrhées. »

Et puis, comme l'a dit M. Würtz, n'est-il pas certain qu'aux rouges actuels on en substituera de nouveaux? N'avons-nous pas assisté et n'assistons-nous pas encore à la vente du rouge verdissant par l'ammoniaque. L'année prochaine il est certain qu'il y aura un nouveau rouge.

En effet, depuis longtemps, l'histoire de la falsification ne varie pas. Pour rester dans le domaine des couleurs dérivées de la houille, nous avons assisté à l'emploi par les falsificateurs, de la fuchsine, des dérivés de la fuchsine introuvables par la recherche de cette substance, du rouge de Bordeaux, ne donnant pas les réactions ni de la fuchsine, ni de ses dérivés immédiats, des produits sulfoconjugués divers autres que le rouge de Bordeaux, et enfin du rouge verdissant à l'ammoniaque. Tous ces produits ont été alternativement utilisés et abandonnés dès que les procédés analytiques étaient assez sûrs pour qu'il fût possible de les déceler avec facilité. C'est à cause de ce motif que les rouges de Bordeaux sont en train d'être remplacés par le rouge verdissant à l'ammoniaque. Ce produit est nouveau et échappe encore à l'analyse de certains chimistes. Mais nous pouvons vous assurer que l'incertitude qui règne sur sa recherche ne durera pas longtemps, car d'ici peu nous espérons que des procédés de recherche aussi sûrs que faciles seront mis à la disposition des analystes. Dès ce moment, les fabricants seront harcelés pour livrer de nouvelles substances indécelables aux nouveaux réactifs. Y parviendront-ils? nous le supposons, car ce ne sont pas les moins habiles qui sont dans le camp des falsificateurs. Mais ce que nous pouvons affirmer, c'est que ces nouveaux produits seront livrés à la consommation, avant d'avoir été soumis à une expérimentation de longue haleine, dans le but de s'assurer de leur parfaite innocuité; à ces substances s'en substitueront de nouvelles, et ainsi de suite, tant qu'on ne mettra pas une fin à ce commerce de mauvais aloi.

Nous disions précédemment que la circulaire de M. Dufaure n'avait pas eu le résultat qu'elle promettait.

Permettez-nous, Messieurs, de mettre sous vos yeux le prospectus que l'on envoie gratis à tous les négociants en vins de la ville et aux viticulteurs des environs.

Colorants pour les vins.

« Le meilleur de tous les colorants et qui peut
» être employé en confiance et avec sécurité :

» 1° Parce qu'il est complétement inoffensif ;

» 2° Qu'il ne donne aucun goût au vin et qu'il ne
» dépose pas ;

» 3° Parce que le vin coloré soumis au réactif
» ammoniacal tourne au vert de gris comme le fait
» aussi le vin naturel.

» Généralement les négociants qui achètent des
» vins les soumettent à l'épreuve de l'ammoniaque,
» pour contrôler que le vin est naturel et qu'il ne
» renferme pas de colorants ; or le vin coloré avec
» notre poudre et soumis au réactif ammoniacal
» produit le même virement que le vin naturel,
» c'est-à-dire que l'un comme l'autre tournent au
» vert de gris, et qu'une fois l'expérience faite, il
» est impossible de faire la distinction du vin coloré
» avec notre poudre d'avec le vin naturel.

» Prix courant :

» N° 1. — Extra introuvable à l'analyse ammonia-
» cale,

» Le kilo, 95 fr.

» Nº 2. — Supérieur se retrouvant à l'analyse
» ammoniacale,

» Le kilo, 40 fr.

» Il faut 3 à 5 grammes de poudre nº 1 extra pour
» remonter en couleur une barrique de 228 litres et
» 15 grammes de poudre par barrique pour colorer
» du vin blanc ou du vin de raisins secs.

» Il faut 8 à 10 grammes de poudre nº 2 supérieur
» pour remonter en couleur une barrique de 228
» litres ou 30 grammes de poudre par barrique pour
» colorer des vins blancs ou des vins de raisins secs.

» La quantité pour faire l'essai du nº 1 et du nº 2
» sur 6 barriques de 228 litres est envoyée franco
» dans toute la France contre 5 francs en mandats
» ou timbres.

» NOTA. — Le nº 1 extra qui est introuvable à
» l'analyse ammoniacale convient plus particulière-
» ment aux négociants qui vendent leurs vins à
» d'autres négociants, tandis que le nº 2 supérieur
» est employé de préférence par les négociants qui
» vendent leurs vins au débitant ou au consom-
» mateur, parce qu'il est certain que ces derniers
» ne soumettent pas leurs vins à l'analyse ammo-
» niacale. »

Ce prospectus les résume tous, il est inutile de vous en communiquer d'autres.

Peut-on imaginer quelque chose de plus provoquant, pour engager les négociants à commettre des falsifications. Si la circulaire de M. Dufaure fait mention d'annonces et de prospectus provocateurs, nous sommes persuadés que ceux, qui ont inspiré le passage de la circulaire les concernant, n'étaient pas de la force de celui dont nous venons de vous donner lecture.

A l'époque où parut cette circulaire, un homme qui, en fait d'hygiène, possède une compétence indiscutée et indiscutable, M. le professeur Bouchardat, disait à propos des moyens à employer pour empêcher la fraude de la coloration artificielle des vins :

« La coloration artificielle des vins, quelle qu'elle » soit, est une fraude et est condamnable au point » de vue de l'hygiène et de la morale.

Et il indique les moyens de rendre cette fraude impossible.

» D'abord, dit-il, les premiers qu'il faut atteindre, » ce sont ces fabricants qui vendent ces mixtures » avec destination de colorer les vins. »

On ne peut, il est vrai, leur appliquer la loi qui punit la tromperie sur la nature de la marchandise vendue, mais comme vendant des substances nuisibles, destinées à être introduites dans le corps de l'homme.

On doit atteindre, en second lieu, les producteurs ou fabricants de vin qui mettent en œuvre ces matières colorantes. Enfin, soumettre à un examen sérieux, les vins importés des pays étrangers.

M. Bouchardat conseille, en outre, de poursuivre les marchands de vins en détail qui débitent des vins artificiellement colorés, sans s'inquiéter de leur prétendue ignorance, car lorsqu'on exerce une profession, on n'est pas excusable de ne la point connaître.

Vous voyez, Messieurs, que la matière vaut la peine qu'on s'en occupe.

Des colorants vénéneux sont vendus tant en France qu'à l'étranger. Des quantités énormes de vins de toutes provenances qui circulent dans le commerce et qui sont consommées possèdent, au nombre de leurs éléments, des substances nuisibles. Toutes les classes de la société, et particulièrement les classes laborieuses et indigentes, sont sous le coup d'une intoxication lente.

Comme vous avez pu le voir, la loi est complète et suffit à réprimer la fraude; il y a urgence à en faire une application rigoureuse.

Quant à nous, nous appuyant sur tout ce qui précède, nous demandons :

1° L'interdiction absolue de la vente des colorants annoncés comme spécialement affectés à la coloration des vins ;

2° La saisie de tous vins colorés artificiellement.

Adopté en séance du Conseil.

Bordeaux, le 21 novembre 1883.

Vu :

Le Préfet, président,
SAISSET-SCHNEIDER.

Le Vice-Président,
Dᵣ LEVIEUX.

Le Secrétaire Général,
L. MARTIN-BARBET.